AF454553

PUBLICATIONS DU JOURNAL DES SCIENCES MÉDICALES DE LILLE.

DE

LA POSOLOGIE

DES TOXIQUES,

PAR

M. E. SCHMITT,

Professeur de Chimie à la Faculté libre des Sciences,
Professeur de Chimie et de Pharmacie à la Faculté libre de Médecine et de Pharmacie,
Ancien professeur aux Ecoles supérieures de Pharmacie de Strasbourg et de Nancy,
Chimiste-Expert près les Tribunaux du département du Nord,
Membre correspondant des Sociétés de Pharmacie de Bordeaux, de Paris et de Strasbourg,
etc., etc.

PARIS,
LIBRAIRIE J.-B. BAILLIÈRE ET FILS
19, RUE HAUTEFEUILLE, 19
(près du boulevard Saint-Germain).
1882.

LA POSOLOGIE

DES TOXIQUES.

Depuis près de dix années, dans nos leçons de pharmacie profes-
sées soit à l'École supérieure de Pharmacie de Nancy, soit à la Faculté de Médecine de l'Université Catholique de Lille, nous déplo-
rons, en la signalant, l'absence dans notre Pharmacopée Officielle
d'un tableau de doses maxima pour les médicaments toxiques.

Sur les instances de plusieurs médecins, nous publions dans notre
Journal un tableau qui pourra rendre des services jusqu'au moment
où nous sera donnée la satisfaction promise par la Commission du
nouveau Codex.

Comme base de notre travail, nous avons pris la *Tabula A* de la
Pharmacopée Germanique éditée en 1872, c'est là la seule pièce officielle que nous ayons eue entre nos mains ; nous avons encore con-
sulté avec fruit le « Projet des doses maxima pour la nouvelle Pharmacopée Germanique. » (*Der neue Entwurf einer maxima dosen ta-
belle der Pharmacopea germanica* ; *Pharmaceut. Centralhalle*, XXIII,
1882, 65).

Nous avons enfin mis à contribution les formulaires de Bouchardat, de Fonssagrives, de notre excellent collègue le Dr Jeannel, le traité de Thérapeutique et Matière Médicale de Trousseau et Pidoux, (9e édition, 1877) et l'aide-mémoire de Pharmacie d'Eusèbe Ferrand.

Notre tableau des doses maxima pour les médicaments toxiques se présente avec six colonnes.

Dans la première nous avons dressé par ordre alphabétique, la liste des médicaments usuels avec deux modifications essentielles. Les drogues simples et composées sont placées autant que possible d'après le principe dominant : ainsi le sublimé corrosif se trouve à la rubrique Mercure, le chlorhydrate de morphine à la lettre M. Morphine ; le tartre stibié, le chlorate de potasse sont à leur place ordinaire. De plus à chaque médicament nous avons joint les formes pharmaceutiques les plus employées, la poudre, l'extrait, la teinture en spécifiant, quand il le fallait, pour les végétaux la partie employée comme la feuille et la racine pour l'aconit par exemple.

La seconde et troisième colonne comprennent les doses maxima *pro dosi* et *pro die;* nos chiffres sont pris dans la Pharmacopée Germanique quand ils s'y trouvent; à défaut nous avons pris les doses indiquées dans le Projet de la Nouvelle Pharmacopée et dans les Formulaires Français.

Une quatrième colonne marquée A porte tantôt la lettre P, tantôt la lettre F; P indique des doses différentes prises dans le Projet de la Nouvelle Pharmacopée Allemande, F indique les doses différentes des Formulaires Français. Ces chiffres donnent également le *pro dosi* et le *pro die* dans la cinquième et la sixième colonne de notre tableau et ces trois dernières colonnes servent donc en même temps de tables de corrections et d'observations.

Dans certains cas, comme le montrent ces variations, les doses maxima ont été abaissées; dans d'autres cas, elles ont été élevées; *abaissées* pour la morphine, la santonine, la strychnine, *élevées* pour l'acide arsénieux, l'acide phénique, la caféine, la codéine, etc....

Nous n'avons donné les doses que pour les adultes et pour les médicam nts absorbés par la voie ordinaire ; nous n'avons ni pu ni voulu nous aventurer sur le terrain des dosages pour la méthode endermique, pour les préparations externes et surtout pour les variations dues à l'âge et au sexe, questions qui ne sont pas de notre compétence.

Quelques doses paraîtront trop faibles pour les alcaloïdes, certains médecins habitués à la méthode dosimétrique de Burggræve pourraient peut-être prendre une prudence exagérée pour de l'ignorance; mais ces praticiens devront se rappeler que certains de ces alcaloïdes ou *pseudo-alcaloïdes* sont encore mal définis. L'aconitine, la digitaline, l'ésérine, l'hyosciamine, etc., sont dans un état de pureté et par conséquent dans un état d'activité variable selon le laboratoire spécial qui les aura fournis; aussi la Société de Pharmacie d'Anvers vient-elle d'envoyer à tous les médecins et pharmaciens belges une circulaire pour appeler leur attention sur ce point capital. Cette circulaire désigne notamment le *nitrate d'aconitine* de Petit comme *huit* fois plus actif que celui de Merck (Darmstadt) comme *cent soixante-dix fois* plus actif que celui de Trommsdorf (Erfurth).

Certaines doses paraîtront également trop faibles aux cliniciens qui ont l'habitude de manier tel ou tel médicament, ainsi notre collègue le professeur Desplats pourrait considérer comme dose minima la dose maxima d'acide phénique figurant à notre tableau, mais nous avons voulu avant tout établir une table générale analogue à la *Tabula A* du Codex allemand, une table qui puisse rendre surtout service au médecin qui aura besoin de la consulter.

Pour terminer nous dirons que nous voudrions bien voir appliquer en France la pratique allemande *qui oblige le médecin à faire suivre d'un point d'exclamation ! toute dose de toxique supérieure à celle qui se trouve indiquée sur le tableau officiel.*

Le médecin, le pharmacien et le malade surtout y trouveraient avantage et sécurité.

TABLEAU DES DOSES MAXIMA
POUR LES MÉDICAMENTS TOXIQUES.

NOMS ET FORMES PHARMACEUTIQUES.	DOSES MAXIMA		A	DOSES MAXIMA	
	par dose.	par 24 heures.		par dose.	par 24 heures.
Acide arsénieux.....................	0.005	0.01	P	»	0.02
» phénique.	0.05	0.15	F	0.10	1.50
Acides min.(HCl-AzO^5 4HO-SO^3 HO)	»	»	F	»	4.
Aconit (feuilles pulv.)........	0.25	1.	»	»	»
» (racines pulv.)	0.15	0.60	F	0.10	0.50
» (extrait aqueux de feuilles)....	0.10	0.50	F	0.20	»
» (extr. alcool. de feuilles)......	0.05	0.20	»	»	-
» (extr. alcool. de racines)	0.025	0.10	»	»	»
» (teinture de feuilles)..........	1.	4.	F	0.50	»
» (teinture de racines)..........	0.50	2.	»	»	»
» (alcoolature de feuilles).......	0.50	2.	F	1.	3.
Aconitine ....;.......	0.001	0.003	F	0.0015	»
Apomorphine (chlorhydrate)	0.01	0.02	»	»	»
Argent (azotate)	0.03	0.20	»	»	»
Arséniates alcalins................;...	0.005	0.02	»	»	»
Arséniate de fer	0.005	0.03	»	»	»
Atropine et ses sels................	0.001	0.003	P	»	0.004
Belladone (feuilles pulv.)............	0.20	0.60	»	»	»
» (racines pulv.)...........	0.10	0.40	P	0.15	0.50
» (extrait aqueux)	0.10	0.40	F	0.12	0.36
» (teinture de feuilles)	1.	4.	F	0.50	1.60
Caféine	0.20	0.60	F	»	2.
Camphre........................	0.20	1.	»	»	»
Cantharides (pulv.)	0.05	0.15	»	»	»
» (teinture)	0.50	1.50	F	0.65	2.60
Chloral (hydrate)........	3.	6.	F	»	8.
Chlorate de potasse................	2.	10.	»	»	»

NOMS ET FORMES PHARMACEUTIQUES.	DOSES MAXIMA		A	DOSES MAXIMA	
	par dose.	par 24 heures.		par dose.	par 24 heures.
Chloroforme	X gttes	4.			
Codéine	0.05	0.10	P	0.05	0.20
Colchique (vin)	2.	6.	F	5.	16.
Coloquinte (pulv.)	0.10	0.50			
(extrait)	0.05	0.40	P	0.05	0.20
Créosote	0.05	0.20			
Créosote de hêtre	0 20	0.60			
Cuivre (sulfate comme émétique)	1.				
Digitale (feuilles pulv)	0.30	1.	F	0 50	1.50
(extrait aqueux)	0.20	0.80			
(extrait alcoolique)	0.05	0.20			
(teinture)	1.	4.	P	2.	6.
(alcoolature)	0.60	2.	F		5.
Digitaline amorphe	0.002	0.008	F	0.004	
cristallisée	0.0005	0.002			
Eaux de laurier-cer: et d'amandes amèr:	2.	7.	F	2.	12.
Gomme-gutte	0.30	1.			
Gouttes amères de Baumé	II gttes	X gttes			
Gouttes noires anglaises	II gttes	X gttes			
Huile de croton	0.06	0.30	P	0.05	0.10
Iode	0.05	0.20			
(teinture)	0.30	1.	F		3.
Iodoforme	0.20	1.	F	0.10	0.40
Ipécacuanha	2.	4.			
Jaborandi	5.	10			
Jusquiame (feuilles pulv.)	0.30	1.	F	0.30	2.
(extrait)	0.20	1.			
Laudanum de Sydenham	1.50	5.	F	0.60	1.
Liqueur de Fowler	0.40	2.	F	0.25	1.
Liqueur de Pearson	0.50	5.			

NOMS ET FORMES PHARMACEUTIQUES.	DOSES MAXIMA		A	DOSES MAXIMA	
	par dose.	par 24 heures.		par dose.	par 24 heures.
Mercure (bichlorure, sublimé corrosif).	0.03	0.10	»	»	»
» (biiodure).................	0.03	0.10	»	»	»
» (protoiodure).....	0.06	0.40	P	0.05	0.20
Morphine (et ses sels)	0.03	0.12	P	0.03	0.10
Noix vomiques (pulv.)..............	0.10	0.30	F	0.12	0.50
» (extrait alcoolique)	0.05	0.15	»	»	»
» (teinture)............	0.50	1.50	F	1.	5.
Opium (pulv.)......................	0.15	0.50	F	0.30	»
» (extrait).	0.10	0.40	P	0.15	0.40
» (teinture d').................	1.50	5.	F	0.50	1.50
Or (chlorure d'or et de sodium)......	0.06	0.20	»	»	»
Phosphore......................	0.015	0.06	F	0.001	0.005
Pilocarpine (chlorhydrate)	0.03	0.06	»	»	»
Plomb (acétate).....................	0.10	0.40	P	»	0.30
Podophylline	»	»	F	0.08	»
Poudre de Dower..................	1.	4.	F	1.	»
Sabine (pulv.)	1.	2	»	»	»
Santonine	0.10	0.50	P	0.10	0.30
Scille (pulv.)	0.20	1.	F	0.10	0.30
» (extrait)	0.20	0.80	»	»	»
Seigle ergoté	1.	5.	F	0.65	2.60
» (extrait aqueux)	0.20	1.	F	»	2.
Stramoine (feuilles pulv.).	0.25	1.	»	»	»
» (extrait)	0.10	0.40	»	»	»
» (teinture)	1.	3.	»	»	»
Strychnine et ses sels	0.01	0.03	P	0.001	0.02
Tartre stibié.....................	0.20	1.	P	0.20	0.50
Vératrine	0.005	0.03	P	0.005	0.02
Zinc (sulfate comme émétique)......	1.20	»	P	1.	»
» (valérianate)	0.06	0.30	•	»	»

PRINCIPALES PUBLICATIONS DU MÊME AUTEUR :

L'Acide perchlorique dans l'eau chlorée. — Société des Sciences, Strasbourg, 1865.

Le Codex français et la Pharmacopée germanique. — Société de Médecine, Strasbourg, 1871.

L'Huile phosphorée. — Formulaire magistral de Bouchardat.

Procédé de dosage comparatif des tannins. — Bulletin de la Société chimique, 1874.

Le Bois de Gayac (Thèse de Doctorat). — Nancy, Berger-Levrault, 1875.

Les Extraits pharmaceutiques. — Journal des Sciences médicales de Lille, 1878.

Le Sirop d'écorces d'oranges amères. — Journal des Sciences médicales de Lille, 1879.

Le Seigle ergoté et les Ergotines. — Bulletin de la Société de Pharmacie de Bordeaux, 1880.

Le Dosage de la morphine dans l'opium. — Journal des Sciences médicales de Lille, 1880.

Préparation d'un Vin digestif à base de maltine et de pepsine. — Id., 1881.

Le Sirop d'Ipécacuanha du Codex. — Id., 1881.

L'Alcaptone dans les urines. — Id., 1882.

L'Acide prussique médicinal, les Hydrolats de laurier-cerise et d'amandes amères. — Id., 1882.

La Résorcine, nouvel agent antiseptique de la série aromatique. — Id., 1882.

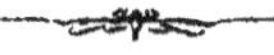

LILLE. — IMPRIMERIE L. DANEL.

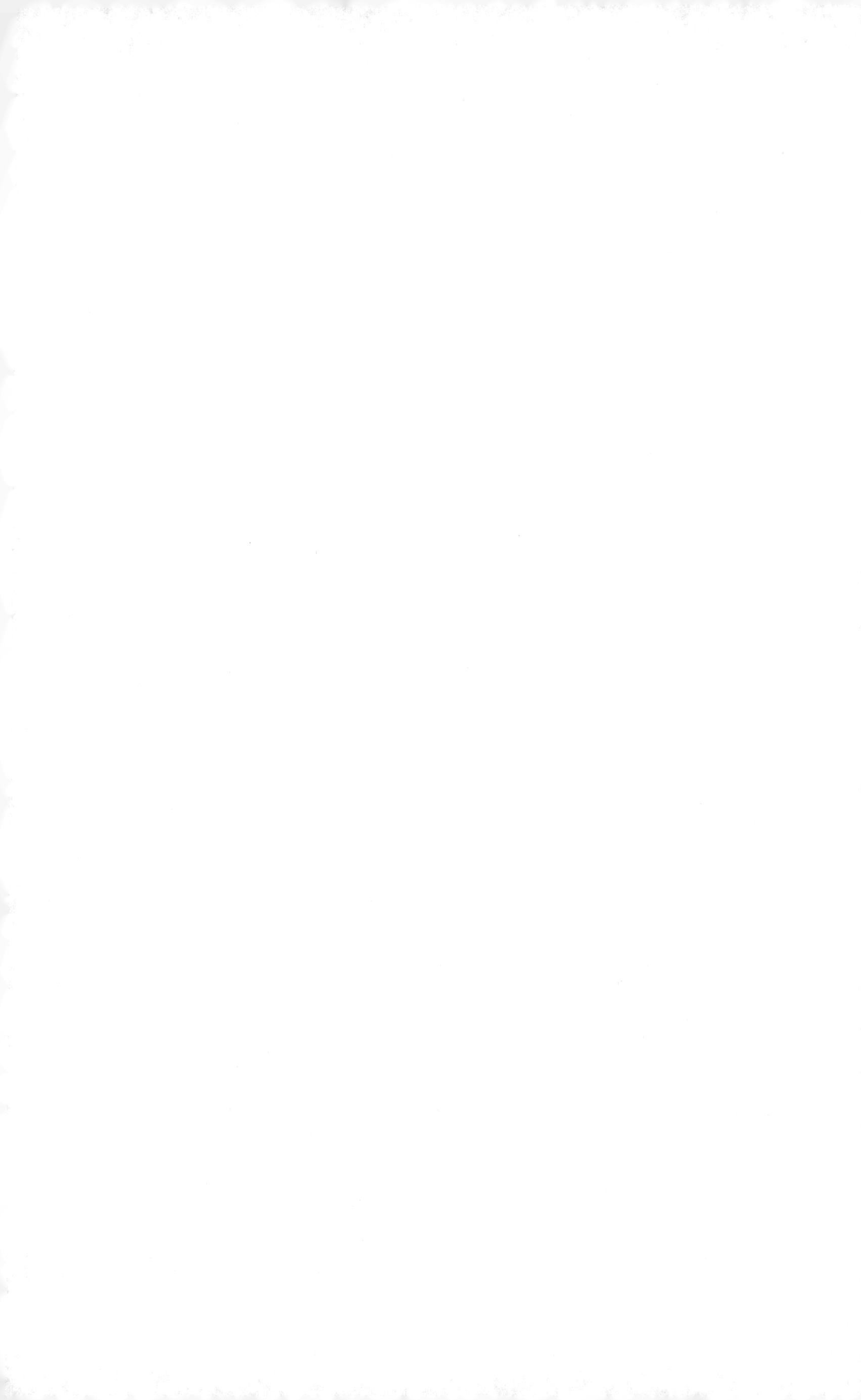

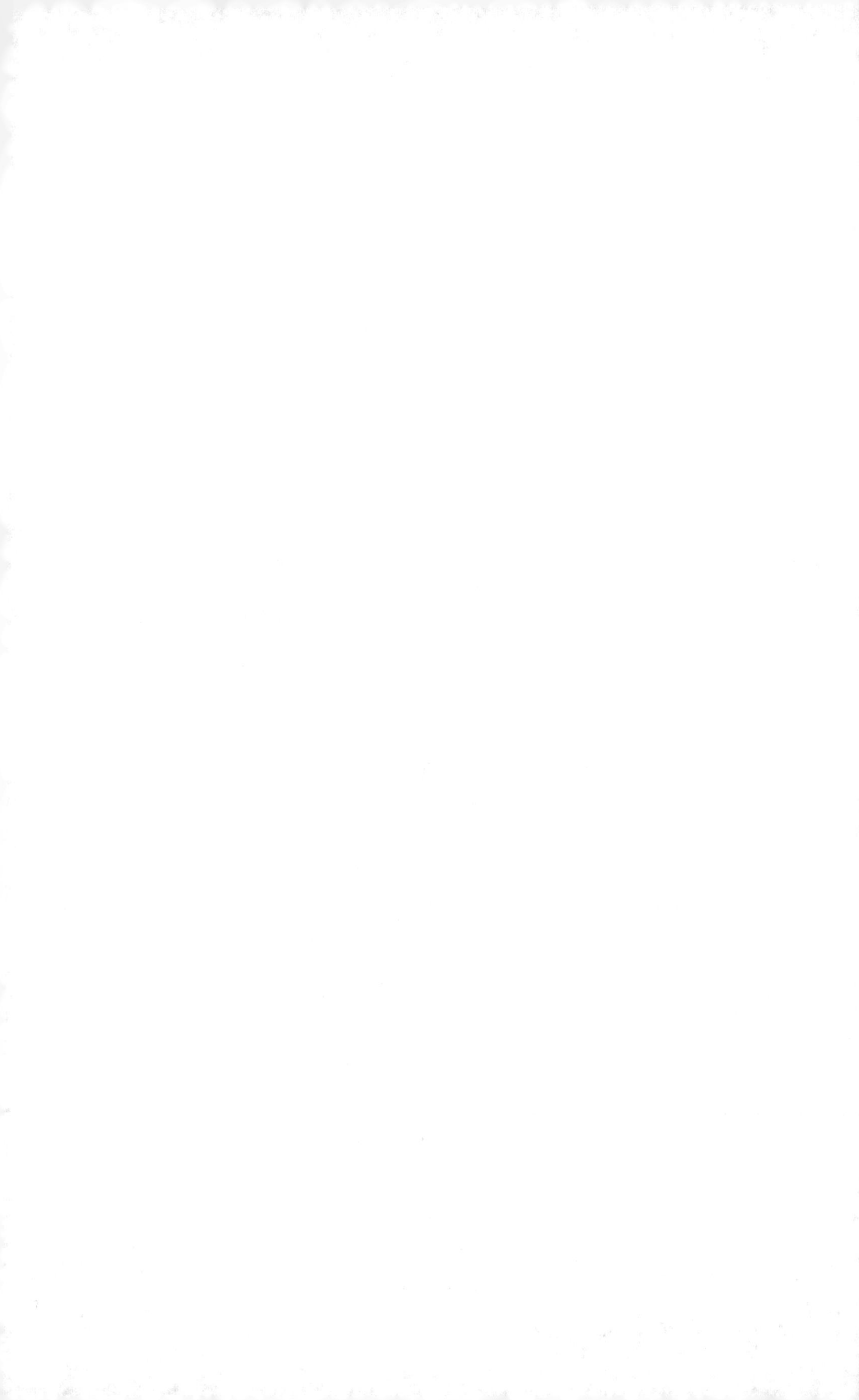